BEI GRIN MACHT SICH IHR WISSEN BEZAHLT

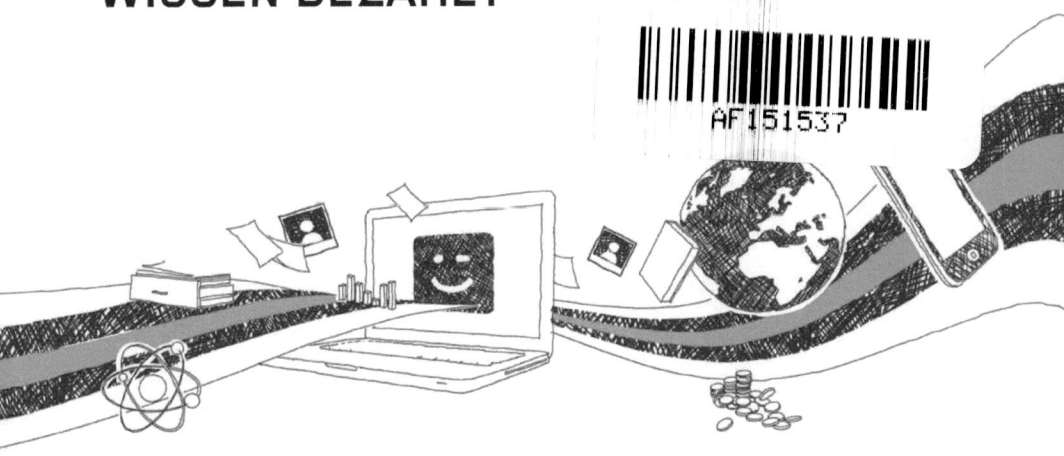

- Wir veröffentlichen Ihre Hausarbeit,
  Bachelor- und Masterarbeit

- Ihr eigenes eBook und Buch -
  weltweit in allen wichtigen Shops

- Verdienen Sie an jedem Verkauf

Jetzt bei www.GRIN.com hochladen und kostenlos publizieren

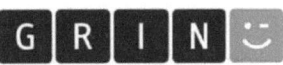

Bibliografische Information der Deutschen Nationalbibliothek:

Die Deutsche Bibliothek verzeichnet diese Publikation in der Deutschen National-bibliografie; detaillierte bibliografische Daten sind im Internet über http://dnb.d-nb.de/ abrufbar.

Impressum:

Copyright © 2016 GRIN Verlag
Druck und Bindung: Books on Demand GmbH, Norderstedt Germany
ISBN: 9783668485044

Dieses Buch bei GRIN:

https://www.grin.com/document/370794

Katharina Krehan-Bastian

Patientenverfügung und Organspendeausweis. Ethik und Recht im Gesundheitswesen

GRIN Verlag

GRIN - Your knowledge has value

Der GRIN Verlag publiziert seit 1998 wissenschaftliche Arbeiten von Studenten, Hochschullehrern und anderen Akademikern als eBook und gedrucktes Buch. Die Verlagswebsite www.grin.com ist die ideale Plattform zur Veröffentlichung von Hausarbeiten, Abschlussarbeiten, wissenschaftlichen Aufsätzen, Dissertationen und Fachbüchern.

Besuchen Sie uns im Internet:

http://www.grin.com/

http://www.facebook.com/grincom

http://www.twitter.com/grin_com

Hochschule Magdeburg-Stendal (FH)

Fachbereich Sozial- und Gesundheitswesen
Fernstudium Angewandte Gesundheitswissenschaften

Hausarbeit

Ethik und Recht im Gesundheitswesen

Inhaltsverzeichnis

Einleitung

Das Grundrecht auf Selbstbestimmung und Freiheit ist im Artikel 2, Absatz 1 des Grundgesetzes verankert. Jedem Bürger steht es frei über sich selbst zu entscheiden ohne dieses gegenüber anderen rechtfertigen oder begründen zu müssen. Vor diesem Hintergrund bieten die Patientenverfügungen Interessierten aus eigenem Ermessen heraus für eine künftige hypothetische Situation des Sterbens oder einer Krankheit vorsorgliche Festlegungen zu treffen. Diese können dabei zum Beispiel einen Behandlungsabbruch oder die Schmerzlinderung betreffen. So ist für dieses Instrument der Vorsorge das Grundrecht auf Selbstbestimmung und Freiheit tragend (May, Kreß, Verrel, & Wagner, 2016, S. 27). Auch die Organspendeerklärung ist eine Form der Willensbekundung. Im Ländervergleich liegt Deutschland mit einer Anzahl postmortaler Organspender von 10,7 pro 1 Million Einwohner auf einem der hinteren Plätze, während Spanien mit 35,9 Organspendern pro 1 Million Einwohner den Spitzenplatz belegt (Statista, 2014). Täglich werden 11 Organe in Deutschland übertragen, jedoch versterben in der gleichen Zeit 3 Menschen, welche sich auf der Warteliste befinden, auf Grund des anhaltenden Organmangels. Erhebungen der Deutschen Stiftung Organtransplantation (DSO) belegen dabei, dass das Potential von Organspendern auf 40 pro 1 Million Einwohner auf Basis der Zusammenarbeit mit den Krankenhäusern in Deutschland geschätzt werden kann. Abgesehen davon werden vielfach Organspender nicht als solche betrachtet, obwohl das Spektrum potentieller Organspender infolge des Organmangels und des medizinischen Fortschritts erweitert ist (May et al., 2016, S. 282).

1 Problembetrachtung

Kein Gesetz in Deutschland, auch nicht das Transplantationsgesetz (TPG), äußern sich zur Definition und zu Kriterien des Todes, damit auch nicht zum Hirntod als sicheres Todeszeichen. Als wesentliche Bedingung für die Zulässigkeit einer Organentnahme bei Spendern wird vom Gesetzgeber die entsprechende Todesfeststellung des Spenders in Form des Hirntodes benannt. Den Hirntod als sicheres Todeszeichen nehmen manche Menschen nicht hin und betrachten den Hirntoten als Sterbenden, also noch Lebenden. Dennoch möchten sie Organe spenden und willigen ein. Somit würde im Fall eines Hirntodes in ihren Sterbevorgang eingegriffen und ihr Leben verkürzt werden. Für den Arzt stellt sich die Frage, ob unter solchen Bedingungen eine Organentnahme mit seinem Berufsethos vereinbar ist. Grundsätzlich gilt für den Arzt, dass dieser Patienten um deren selbst und nicht um deren Organe willen behandelt. Ob eine in guten Tagen getroffene erklärte Bereitschaft zur Organspende nach dem Tod zurückgestellt werden darf und unter welchen Bedingungen ist derzeit eine ungeklärte Frage (May et al., 2016, S. 277).

Im Fallbeispiel ist der Hirntod als unumkehrbarer Hirnfunktionsausfall der Gesamtfunktionen des Großhirns, Hirnstamms und Kleinhirns als maßgebliches diagnostisches Zeichen für den Tod sowie dem unwiederbringlichen Verlust der zentralvenösen Steuerung der elementaren Lebensfunktionen und des körperlich-geistigen Wesens des Menschen festgestellt (BZgA, o. J.). Es besteht das Potential einer Organspende, da zudem die Einwilligung einer Organspende (Organspendeausweis) vorliegt. Ebenfalls ist die ausgestellte Patientenverfügung mit dem Wunsch der Therapiebegrenzung in die weiteren Überlegungen mit einzubeziehen.

Aus der Gesamtsituation ergeben sich unterschiedliche ethische und rechtliche Problemstellungen, welche im Folgenden beschrieben werden.

1.1 Die Fallbetrachtung aus ethischer Sicht

Aufgrund der vorliegenden Unterlagen (Organspendeerklärung und Patienten-verfügung) ergibt sich der Konflikt, dass in der vorsorglichen Willensbekundung die intensivmedizinischen Maßnahmen untersagt werden, dies der Realisierung einer Organspende widerspricht, da hier gerade diese Maßnahmen erforderlich sind. Es liegen beide Patientenerklärungen vor, wobei der Wille des Patienten unklar bleibt. Was in der eingetretenen Situation (Organspende- oder Sterbe-wunsch) vorrangig sein soll, geht aus der schriftlichen Dokumentation nicht eindeutig hervor. So fehlt ein entsprechender Hinweis in der Patientenverfü-gung in Bezug auf die Organspende (Duttge & Neitzke, 2015). Diese Situation stellt Ärzte somit vor schwierige Entscheidungen. Da sich das paternalistische Bild verändert hat, ist das Selbstbestimmungsrecht des Patienten die Grundla-ge medizinischer Entscheidungen. Somit ist der Patientenwille vorrangig in die medizinischen Behandlungsentscheidungen einzubeziehen (DRZE, 2016). Da-für ist die Basis der Arzt-Patienten-Beziehung der Dialog zwischen dem Arzt und seinem Patienten. Bei einem entscheidungsunfähigen Patienten ist ein sol-cher Dialog mit dem Arzt zur gemeinsamen Entscheidungsfindung nicht möglich. Der Arzt ist auf die Ermittlung des mutmaßlichen Willens des Patienten angewiesen. Das Vorhandensein einer Patientenverfügung ist dabei für den Arzt ein hilfreiches Instrument, wobei dies eine einseitige Entscheidung des Pa-tienten ist und zumeist ohne vorausgehende ärztliche Beratung fixiert wurde (Hick & Gommel, 2007, S. 120).

In der vorliegenden Fallbeschreibung hat sich der Patient bereits vor seinem Krankenhausaufenthalt mit der Ausfertigung einer Patientenverfügung sowie einer Organspende auseinander gesetzt und beide Dokumente erstellt. So be-legen die Unterlagen die Vorstellungen und Wünsche, im Falle des Unvermögens einer eigenen Willensäußerung des Patienten, auch über den Tod hinaus. Eine Oranspendeerklärung muss ebenso wie die Patientenverfü-gung vom Arzt beachtet und auf Basis beider Dokumente im Weiteren der Gesamtwille des Patienten eruiert werden (BMG, 2016a).

Es wird die Deutsche Stiftung Organspende (DSO) weder kontaktiert noch über die Möglichkeit einer Organspende informiert, so dass das Potential einer Organspende ungeklärt bleibt. Um diesen Wunsch des Verstorbenen umsetzen zu können, ist die Organspende als eine Gemeinschaftsaufgabe zwischen Krankenhäusern, Transplantationszentren und der DSO zu betrachten. Diese praxisnahe auf Dialog basierende Zusammenarbeit mit Krankenhäusern ist eine wichtige Aufgabe und Grundlage für die DSO als Koordinationsstelle (DSO, 2015). Hier bleibt die Selbstbestimmung des 40-jährigen Organspenders aufgrund der Nichtbeachtung der Organspendeerklärung unberücksichtigt. Da die Würde des Menschseins auf der Fähigkeit freie Entscheidungen zu treffen basiert, ist die Selbstbestimmung unmittelbar aus der Menschenwürde ableitbar. Auf Basis der vorliegenden Organspendeerklärung ist somit der Wunsch des Verstorbenen in die weiteren Überlegungen mit einzubeziehen (Wiesing & Ach, 2012, S. 24).

1.2 Verhalten des Pflegepersonals aus ethischer Sicht

Ebenfalls abweichend vom Patientenwillen wendet sich das Pflegepersonal vehement gegen das Vorhaben des Stationsarztes die Ehefrau auf die Möglichkeit einer Organspende anzusprechen. Damit wird die Organspendeerklärung innerhalb des Behandlungsteams unterschiedlich betrachtet. Auch für das Pflegepersonal stellt der Hirntod in Zusammenhang mit der Vorbereitung einer Organspende eine hohe emotionale Belastung dar. Infolge von aufrechterhaltener Funktion des Kreislauf- und Herzsystems, vermittelt diese Situation einen Tod, welcher sinnlich so nicht wahrnehmbar ist. Da sich die Pflegemitarbeiter lange und intensiv um die Ehefrau gekümmert haben, sind emotionale Ohnmacht, Hilflosigkeit, persönliche Betroffenheit bei dem Pflegepersonal nicht auszuschließen. Die direkte Konfrontation mit den Gefühlen der Angehörigen senkt dabei die nötige Distanz zum vorliegenden Fall auf Seiten der Pflege. Die mangelnde Unterstützung bei der Angehörigenbetreuung durch die ärztlichen Kollegen, beeinflusst hier zusätzlich die Tätigkeit der Pflegemitarbeiter.

Gesundheits- und Pflegeversorgung leistet einen gesellschaftlichen Beitrag, so dass auch ethische Fragestellungen, welche sich jeweils aus der aktuellen Situation ergeben, an Bedeutung gewinnen und auf angemessene Bearbeitung drängen. Ethische Fragestellungen resultieren im Pflegealltag aus den beruflichen Beziehungen wie zum Beispiel im vorliegenden Fall zwischen Angehörigen, Pflegenden und Gepflegten. Jedoch wird hier der Wille des 40-jährigen Mannes hinsichtlich einer Organspende nicht respektiert, die ethische Dimension dieser Problemlage nicht erkannt und weiterführend das Vorhaben des Stationsarztes nicht unterstützt (Hedenigg & Henze, 2013, S. 118).

Dabei tragen auch die Pflegenden als Teil des Behandlungsteam unter Berücksichtigung der Erfolge der Transplantationsmedizin eine Verantwortung zur Durchführung von Transplantationen und sind zu einer besonderen sowie gewissenhaften Prüfung verpflichtet (Wiesing & Ach, 2012, S. 332). Aus der Haltung der Pflege ergibt sich, dass eine unprofessionelle Entscheidung ohne Einbezug der Ehefrau getroffen wird. Es erfolgt eine Entscheidungsvorwegnahme ohne Eruierung des mutmaßlichen Willens des Verstorbenen sowie der Betrachtung der Gesamtsituation. Weiterhin wird auf Grund der mangelnden Distanz der Pflegenden die Verfassung der Ehefrau falsch eingeschätzt. Mit dieser Einstellung gegenüber dem Stationsarzt ist eine Teamarbeit nicht gegeben. An dieser Stelle wird jedoch keine sachliche Unterstützung (Einbezug von Seelsorger, Psychologen oder ethische Fallbesprechung) zur Entscheidungsfindung im Team in Erwägung gezogen.

2 Patientenverfügung und Organspendeausweis

Da die Ehefrau am Folgetag eine Patientenverfügung vorlegt, hat diese begonnen sich mit dem Tod ihres Mannes auseinanderzusetzen. Damit hat ihr Mann im Voraus festgelegt, welche Behandlungen durchgeführt oder unterlassen werden sollen. Diese Verfügung allein legt nicht fest, welche Person die sich hieraus ergebenen Entscheidungen treffen sollen oder dürfen, so dass der Patientenwillen umgesetzt werden kann. Vor diesem Hintergrund muss die

Patientenverfügung im Gesamtkontext der medizinischen Entscheidungen betrachtet werden.

Abgesehen davon wird die Ehefrau auch nicht auf den Organspendeausweis und damit der Möglichkeit einer Organspende angesprochen. Die von dem 40-jährigen Mann vor seiner Erkrankung bewusst und frei für den Fall seines Todes getroffene Entscheidung seine Organe einem anderen helfend verfügbar zu machen, ist verantwortungsbewusste menschliche Lebenssolidarität und zeigt die weitreichende ethische Dimension auf (Wiesing & Ach, 2012). So erhält die Ehefrau keine Kenntnis von der Gesamtsituation und hieraus entsteht der Konflikt, nicht im Sinne ihres Mannes in der Funktion der Patientenvertreterin gehandelt zu haben. Die Beurteilung des Gesamtwillens ihres Mannes und eine in seinem Sinne adäquate Entscheidungsfindung unter Bezugnahme der beiden vorliegenden Dokumente werden ihr genommen.

Ohne Kenntnis von der Patientenverfügung äußerte der Stationsarzt die Möglichkeit einer Organspende mit der Ehefrau besprechen zu wollen. Mit der Vorlage einer Patientenverfügung wird von diesem Vorhaben im weiteren Verlauf Abstand genommen. Unter diesem Blickwinkel verlässt sich der Arzt auf die rechtlich verbindliche Patientenverfügung. Dabei ist es auch Aufgabe des Arztes zu prüfen, ob die Patientenverfügung zum vorliegenden Entscheidungsprozess passt und keine Hinweise auf eine Meinungsänderung vorliegen. Es wird somit dieser Einzelfall nicht in einem Abwägungsprozess geprüft. Auch ein ethisches Konsil wird nicht durchgeführt und vor Therapieentscheidung im Rahmen einer kollegialen Beratung die Situation unter Berücksichtigung der Patientenverfügung als auch der Organspendeerklärung diskutiert (Hick & Gommel, 2007, S. 124). Mit dem Eintreten des Hirntodes und dem Vorliegen beider Dokumente ist die Frage, ob die intensivmedizinischen Maßnahmen fortgeführt werden dürfen, um eine Organspende zu ermöglichen nicht diskutiert worden. Ein in der Patientenverfügung ausgedrückter Wille sterben zu dürfen, ist mit der Bereitschaft einer Organspende und der damit verbunden kurzzeitigen Aufrechterhaltung der Vitalfunktionen laut Bundesärztekammer vereinbar. Eine im Fallbeispiel beschriebene isolierte Betrachtung der Patientenverfügung ohne Beachtung der Organspendeerklärung wird dem Patientenwillen hier nicht gerecht (BÄK, 2013).

Auch wird die Ehefrau über den Gesamtzeitraum in keine Entscheidungsfindung einbezogen, obwohl diese nach Transplantationsrecht als nächste Angehörige hier in Bezug auf die Organspende eine Entscheidungsbefugnis hat (Duttge & Neitzke, 2015).

2.1 Rechtliche Aspekte von Patientenverfügung und Organspendeausweis

Mit dem 2009 in Kraft getretenen „Dritte Gesetz zur Änderung des Betreuungsrechts" erhielt das Vorsorgeinstrument der Patientenverfügung erstmals eine Anerkennung und gesetzliche Regelung in Deutschland. Dabei sind die in das BGB eingefügten Bestimmungen über die Patientenverfügung gekennzeichnet von den Bestrebungen dem Selbstbestimmungsrecht der Patienten Geltung zu verschaffen. Indem der Patientenwille z. B. nach § 1901a Abs. 1 und 2 BGB bei Entscheidungen bezüglich der Durchführung medizinischer Therapien zum vorrangigen Kriterium wird, überwiegt die grundrechtlich abgesicherte Autonomie des Patienten (May et al., 2016, S. 75). Liegt eine entsprechende Patientenverfügung vor und sind die festgelegten Verfügungen auf die aktuelle Behandlungssituation des Patienten zutreffend, sind diese für Ärzte bindend. Somit werden Patientenverfügungen häufig als strafrechtliches Problem mit der Frage, welches rechtliche Risiko insbesondere für Ärzte bei der Beachtung oder Nichtbeachtung vorausverfügter Behandlungswünsche bestehen, betrachtet. Diese Furcht vor Strafverfolgung auch ungeachtet ihrer Berechtigung ist ein wesentlicher Grund für die in der Praxis vorhandene Unsicherheit im Umgang mit Patientenverfügungen sowie die Angst vor deren Umsetzung (Verrel, Simon & Rose, 2010, S. 20).

Wie unter Punkt 2 beschrieben hat der hirntote Patient entsprechende Erklärungen verfasst, wie er im Fall künftiger krankheitsbedingter

Einwilligungsunfähigkeit behandelt werden möchte. Der in der Patientenverfügung festgelegte Behandlungswunsch einer Therapiebegrenzung (keine lebensverlängernden Maßnahmen) ist unter Bezugnahme des Betreuungsrechtes zu beachten. Hier fehlt die rechtliche Grundlage einer Behandlungsentscheidung, da keine Vorsorgevollmacht vorliegt und kein Betreuer oder Bevollmächtigter berufen ist (Duttge & Neitzke, 2015).

Abgesehen davon ist die Patientenverfügung ein Teil des Gesamtkomplexes von Behandlungsentscheidungen, welche jedoch vom Behandlungsteam zur Entscheidungsfindung unter Einbezug der ebenfalls vorliegenden Organspendeerklärung nicht ganzheitlich diskutiert wird. Patientenverfügungen haben primär keine strafrechtliche Relevanz, sondern in erster Linie sind Patientenverfügungen Willensbekundungen im Rahmen der vom Zivilrecht gewährleisteten Privatautonomie in Behandlungsfragen. Eine typische Fragestellung in diesem Zusammenhang ist dabei in welcher Weise diese ausgelegt werden können.

Für die strafrechtliche Beurteilung kommt es allein darauf an, ob zum Beispiel der in der Patientenverfügung angegebene Verzicht auf Weiterbehandlung als Willenserklärung des Patienten beachtet wird (Verrel et al., 2010, S.20). Aus verfassungsrechtlicher Perspektive ist hier die Patientenautonomie von Bedeutung, welche einen Teil des grundrechtlich verbürgerten Selbstbestimmungsrechts darstellt und die Befugnis umfasst vorsorgliche Dispositionen für die Notwendigkeit künftiger Entscheidungsunfähigkeit zu treffen sowie auch über indizierte lebenserhaltende Maßnahmen zu bestimmen. Dabei bedeutet Autonomie als moralisches Recht, dass Menschen ein Recht auf Selbstbestimmung haben. Im Weiteren impliziert dies, dass andere eine Pflicht zu seiner Achtung und Wahrung haben. Somit ist die grundsätzliche Anerkennung des Rechts auf die gedanklich vorweggenommene Erwartung von Behandlungsentscheidungen gegeben (Verrel et al., 2010, S. 21).

Für das Behandlungsteam ergibt sich aus rechtlicher Sicht, dass eine Überprüfung der aktuellen Situation in Bezug auf die Patientenverfügung und eines gleichzeitig vorliegenden Organspendeausweises nicht vollständig durchgeführt wird. Die Organspendeerklärung bleibt dabei im Entscheidungsprozess unberücksichtigt. Die Ehefrau bleibt uninformiert über die intensivmedizinischen Maßnahmen, welche nicht primär dem Wohle des Patienten sondern zur Realisierung der Organspende durchgeführt werden müssen. Im Fall der Einwilligung zur Organspende sind die nächsten Angehörigen über die beabsichtigte Organ- oder Gewebsentnahme und über die Gelegenheit der Einsichtnahme in die Dokumentation der Hirntodfestellung, wie im TPG unter § 3 Absatz 3, § 5 Absatz 2 beschrieben, zu informieren (BMVJ, o. J.).

Die beschriebene Vorgehensweise weist zudem Mängel in der Abstimmung, Koordination und insbesondere in der Kommunikation des Behandlungsteams auf. Obwohl eine Patientenverfügung sowie ein Organspendeausweis vorliegen und damit eine Orientierung für alle Beteiligten gegeben ist, wird die Aufgabe und Funktion dieser Dokumente in Form der Sicherung des eigenen Selbstbestimmungsrechts hier nicht ausreichend berücksichtigt (Verrel et al., 2010, S. 72). Die notwendige Basis für eine Entscheidungsfindung unter Beachtung des Willens des Verstorbenen, der Angehörigen sowie dem Arzt ist so nicht gegeben. Dies führt in der Folge zur Fehleinschätzung der weiteren Vorgehensweise.

Der Hirntod des Patienten ist vor Kenntnis über das Vorhandensein einer Patientenverfügung nach 2tägiger Maximalversorgung eingetreten und festgestellt. Hieraus ergibt sich, dass die frühere schriftliche Äußerung hinsichtlich der Organspende des Verstorbenen einen Indizwert für die notwendige Willenserforschung hat (Verrel et al., 2010, S. 13). Ein Fehlverhalten stellt die Nichtbeachtung der Organspendeerklärung und damit der Willenserklärung des Patienten dar, welche für den Arzt bindend ist. Mit der Entscheidungslösung im Transplantationsgesetz wird dem Selbstbestimmungsrecht und das über den Tod hinaus fortwirkende Persönlichkeitsrecht der Bürgerinnen und Bürger höchste Priorität eingeräumt. So ist der zu Lebzeiten gefasste Wille für eine Organspende zu beachten. Eine entsprechende Dokumentation liegt im Fallbeispiel in Form des Organspendeausweises vor (BMG, 2016a). Für den Arzt gilt weiterhin, dass durch ihn die Voraussetzungen der Verbindlichkeit einer Patientenverfügung eigenständig zu prüfen sind. Die Eruierung des mutmaßlichen Willens basiert auf möglichst umfassende Informationen aller an der

Behandlung Beteiligten. Jedoch wird die Ehefrau nicht in diesen Prozess einge-bunden. Ebenso haben das Pflegepersonal und der Arzt keine gemeinsame Kommunikationsbasis aufgrund der unterschiedlichen Sichtweisen. Um eine Entscheidung unter Beachtung des Willens des Verstorbenen zu finden, ist hier die DSO einzubeziehen. Da kein Kontakt mit der DSO aufgenommen wird, bleibt hierdurch die Unterstützung von Koordinatoren vor Ort unter Beachtung der bindenden Richtlinien der DSO als Orientierungshilfe und Ansprechpartner für Ärzte sowie Angehörige ungenutzt und die gesetzlichen Rahmenbedingun-gen unbeachtet (BMG, 2016b). Es ist alleinig Sache des Arztes die Indikationsstellung und somit die Entscheidung, ob die in der Patientenverfü-gung bestimmten ärztlichen Maßnahmen indiziert sind zu treffen. Somit kommt es aus rechtlicher Sicht erst dann auf eine vorausverfügte Behandlungsent-scheidung des Patienten an, wenn sich diese auf die Vornahme beziehungsweise Nichtvornahme einer medizinischen Maßnahme auswirkt. In Ergänzung zum Vorbeschriebenen bedarf es keiner Entscheidungen der Ehe-frau, da die Patientenverfügung konkret verfasst ist. Der Ehefrau kommt die Funktion zu dem vorausverfügten Willen ihres Mannes und der Organspende-erklärung desselben Geltung zu verschaffen (Verrel et al., 2010, S. 59). Es ist festzustellen, dass auf der einen Seite zwischen der Eruierung sowie Durchset-zung des Patientenwillens durch die Bevollmächtigten und auf der anderen Seite der Kompetenz des Arztes zur Indikationsstellung unterschieden werden muss. Eine Behandlungsentscheidung kann und muss dennoch auf der Grund-lage von gemeinsamen Gesprächen getroffen werden. Dieser dialogische Prozess zwischen Arzt, Bevollmächtigten und gegebenenfalls weiteren Perso-nen (Transplantationsbeauftragte, Seelsorger oder Psychologen) zur Entscheidungsfindung wird im vorliegenden Fall nicht genutzt (Verrel et al., 2010, S. 37).

2.2 Bewertung des Pflegepersonals aus rechtlicher Sicht

Die Pflegekräfte greifen unter Berufung auf die psychische Beeinträchtigung der Ehefrau in das Grundrecht auf Selbstbestimmung des 40-jährigen einwilligungsunfähigen Mannes ein. So steht diese Vorgehensweise der Pflegenden dem niedergeschriebenen Willen entgegen, welcher mit der Patientenverfügung und dem Organspendeausweis vorliegt und ist ein Eingriff in seine Entscheidungsfreiheit. Dies ist auch für die Pflegenden unzulässig und ergibt sich aus dem Grundrecht auf Selbstbestimmung.

2.3 Wer trifft eine Entscheidung?

Eine Entscheidung ist von der Ehefrau auf Grund der vorliegenden Dokumente nicht zu treffen. Hieraus ergibt sich, dass die ausgestellte Patientenverfügung sowie die Organspendeerklärung den Willen des Patienten belegen und nicht in Frage gestellt werden darf. Die vorliegenden Verfügungen legen nicht fest, wer die Entscheidung im Falle der eingetretenen Entscheidungsunfähigkeit des 40-jähren Mannes in Bezug auf die Durchführung der erforderlichen Maßnahmen zur Realisierung der Hirntoddiagnostik und damit einer postmortalen Organspende treffen darf. Eine betreuungsrechtliche Situation ergibt sich einerseits aus der in der Patientenverfügung hinterlegten Therapiebegrenzung und andererseits dem Wunsch der Organspende nach Transplantationsrecht. Somit ist unklar wer stellvertretend für den 40-jährigen Mann die notwendige Entscheidung treffen kann. In Ergänzung der vorliegenden Dokumente fehlt eine Vorsorgevollmacht für Gesundheitsangelegenheiten, welche mindestens einen Bevollmächtigten benennt und im Falle einer Einwilligungsunfähigkeit des Vollmachtgebers in dieser Situation Entscheidungsträger für die Fortführung der Aufrechterhaltung der intensivmedizinischen Maßnahmen ist. Aus diesem Grund ist die Anregung einer gerichtlichen Betreuung in Bezug auf die kurzzeitige Aufrechterhaltung der Herz-, Kreislauffunktionen zur Realisierung einer Organspende mit der Durchführung der dafür notwendigen protektiven Behandlungsmaßnahmen notwendig (May et al., 2016, S. 141).

3 Handlungsmöglichkeiten des Teams

Nach 2tägiger Maximalversorgung wird der Hirntod des Patienten festgestellt. Dieser Befund ist der Ehefrau durch den behandelnden Arzt mitzuteilen. Die Überbringung der Nachricht vom Hirntod bedarf einer einfühlsamen Unterstützung der Angehörigen bei der Verarbeitung, welche aufgrund der geschilderten Situation mit einer großen Belastung verbunden ist. Da der Hirntod Voraussetzung für eine Organspende ist und eine Organspendeerklärung in Form eines Organspendeausweises vorliegt, ist die Ehefrau gleichzeitig auch über die Möglichkeit einer Organentnahme zu informieren. Das Zusammentreffen von Trauer und Schock sowie der Frage einer Organspende stellen eine hohe psychische Herausforderung für Angehörige dar. In diesem Zusammenhang wird, um die Zulässigkeit einer Organspende zu klären, durch den behandelnden Arzt telefonisch Kontakt mit der DSO aufgenommen.

Eine Organentnahme wird in diesem Krankenhaus selten durchgeführt. Vor diesem Hintergrund wird vereinbart, dass das Entnahmekrankenhaus durch einen Beauftragten der DSO nach § 9b des TPG, welcher gemeinsam mit dem behandelnden Arzt die weitere Kommunikation mit den Angehörigen übernimmt, unterstützt wird (BMVJ, o. J.). Damit werden qualitative Standards der Kommunikationsgestaltung eingehalten und weiterhin die Gespräche an einem geeigneten Ort in einem zeitlich angemessenen Rahmen durchgeführt. Hieraus ergibt sich, dass die Ehefrau über das Recht der Einsichtnahme zur Feststellung des Hirntodes sowie über den Ablauf und Umfang der Organspende informiert wird.

Mit dem gleichzeitigen Vorliegen der Patientenverfügung ergibt sich der unter Punkt 1.1 beschriebene Konflikt. Ein möglicher Weg den verfügten Willen des hirntoten Mannes und gleichzeitig dem Grundsatz der ärztlichen Fürsorge zu entsprechen, ist die inkohärent erscheinende Entscheidung (Patientenverfügung und Organspendeausweis) des Verstorbenen ausführlich zu diskutieren und zu hinterfragen (Verrel et al., 2010, S. 80). Um in diesem spezifischen Fall eine Entscheidung zu finden, beruft das interdisziplinär arbeitende Team der Intensivstation eine ethische Fallbesprechung ein. Da eine Vorsorgevollmacht nicht vorliegt wird das Betreuungsgericht zur Frage der Therapiebegrenzung ebenfalls hinzugezogen. In dieser werden die unterschiedlichen Sichtweisen der Pflegenden und Ärzte, welche sich in Bezug auf die Ansprachemöglichkeit der Ehefrau zur Organspende ihres Ehemannes uneinig sind, diskutiert. Der Rahmen einer ethischen Fallbesprechung ermöglicht allen Teilnehmern unabhängig von der hierarchischen Position im Unternehmen sachliche Gespräche zur Situation zu führen und Vorschläge argumentativ zu bewerten. Dabei ist das Ziel zu einer Konsensentscheidung zu finden, welche von allen Beteiligten gleichermaßen getragen wird (Nassehi, Saake, & Siri, 2015, S. 215). Im Weiteren unterstützt die DSO als Koordinierungsstelle das Krankenhaus und stimmt dabei die Zusammenarbeit von der Mitteilung über eine mögliche Organspende, die Entnahme bis zur Übertragung ab. Zur Vorbereitung der Entnahme der Spenderorgane bleibt die Herz-, Kreislauffunktion aufrechterhalten. Dem entsprechend werden, um die Organempfänger vor übertragbaren Krankheiten zu schützen, auch Untersuchungen der Organe veranlasst und durchgeführt.

Vom Koordinator der DSO werden die Blutgruppe und andere medizinische Werte (Gewebemerkmale, Laborwerte) des Spenders an Eurotransplant als Organvermittlungsstelle weitergeleitet (May et al., 2016, S. 286). Von einem spezialisierten und von der DSO beauftragten Chirurgenteam wird die Organentnahme durchgeführt. Anschließend wird der Leichnam würdevoll aufgebahrt, so dass die Angehörigen Abschied nehmen können.

4 Ein Widerspruch? - Patientenverfügung und Organspendeausweis

Die Transplantationstherapie beruht auf der Nutzung der Körper sterbender Patienten und überschreitet diese gesellschaftliche Normen sowie ärztliche Tabus wie dem Recht auf Totenruhe, dem pietätvollen Totengedenken der Angehörigen als Rechtsgut und medizinethische Verbindlichkeiten. Darüber hinaus stehen sich widersprüchliche Ethiken wie Tabuüberschreitungen und Lebensrettung durch Organspenden gegenüber. Weiterhin widerspricht die Entnahme von Organen dem hypokratischen Eid, da dabei nicht eine medizinische Abhandlung dem Wohl des Hirntoten zuträglich ist (Bergmann, 2011). Mit dem

Ausfall aller Hirnfunktionen sind einerseits eine Weiterbehandlung und andererseits eine Lebensverlängerung ausgeschlossen. Die postmortale Organentnahme ist nur möglich, wenn intensivmedizinische Maßnahmen beibehalten werden. Während die Patientenverfügung die vorsorgliche Willensbekundung des 40-jährigen Mannes ist und in dieser keine lebensverlängernden Maßnahmen gewünscht werden, scheint eine Organentnahme im Widerspruch mit der vorliegenden Patientenverfügung zu stehen. Bei einer Organentnahme ist jedoch eine kurzfristige Aufrechterhaltung des Kreislaufes umzusetzen und nicht mit einer lebensverlängernden Intensivtherapie zu verwechseln (May et al., 2016, S. 286). Obwohl die Organspendeerklärung nicht in der Patientenverfügung hinterlegt ist, kann diese durchgeführt werden und damit findet der Patientenwillen Beachtung.

5   Bedeutsame Aspekte und Verhaltensweisen

Auf der Basis des abgelegten hypokratischen Eides sind ärztliche Verordnungen zum Nutzen und nicht zum Schaden oder unrechter Weise anzuwenden. Vor diesem Hintergrund steht im vorliegenden Fall für den Arzt nicht die Bemühung um eine vertrauensvolle Beratung der Angehörigen im Vordergrund (Wiesing & Ach, 2012, S. 43). Dennoch wird das Potential einer Organspende nicht ausgeschöpft und im Behandlungsteam unumkehrbar, alleinig sowie einseitig getroffen. Diese Vorgehensweise wird den Ansprüchen der Angehörigen des verstorbenen Organspenders sowie den gesellschaftlichen Ansprüchen in Form einer konsensfähigen, moralischen Regelung der Organübertragung und einer bestmöglichen medizinischen Versorgung, wozu die Organtransplantation gehört, nicht gerecht. Somit bleibt das gesellschaftliche Interesse unberücksichtigt und hier insbesondere, dass die Übertragung oder Entnahme eines Organs das Leben des Organempfängers in seiner Qualität verbessern oder retten kann (Wiesing & Ach, 2012, S. 317).

6 Konsequenz ärztlicher Entscheidungen

Eine Organspende ist im Fallbeispiel nicht umgesetzt und die gesetzlichen Rahmenbedingungen unbeachtet geblieben. So hängt der Erfolg einer Organspende maßgeblich von der engen Zusammenarbeit aller Beteiligten ab, insbesondere von den Transplantationsbeauftragten, den Ärzten und Pflegenden auf den Intensivstationen. Dafür hat der Gesetzgeber der DSO den Auftrag zur Erstellung bindender Richtlinien für die entscheidenden Schritte der Organspende erteilt, so dass der Wille des Verstorbenen auch über den Tod hinaus umsetzbar ist, das Potential an Organspenden ausgeschöpft und möglichst vielen Menschen geholfen werden kann (DSO, 2015).

7 Fazit

Als höchstes Gut ist der Patientenwille zu respektieren und als Gesamtwille des Patienten zu ermitteln. Dabei sind alle Informationsquellen zu beachten, um zu prüfen, ob der Organspendewunsch oder der Wunsch auf ein Sterbenlassen vorherrschen. Der vorliegende Fall ist von Unsicherheit und Unklarheit auch hinsichtlich der gesetzgeberischen Vorgaben geprägt. Somit kommt der Kommunikation vor Realisierung einer Organspende eine hohe Bedeutung zu.

Literaturverzeichnis

Bergmann, A. (2011). Organspende und Selbstbestimmung: Organspende - tödliches Dilemma oder ethische Pflicht - Essay. Abgerufen am 25.10.2016 von http://www.bpb.de/apuz/33313/organspende-toedliches-dilemma-oder-ethische-pflicht-essay?p=all

Bundesärztekammer (BÄK). (2013). *Pressemitteilung 19.03.2013: Patientenverfügung und Organspendeerklärung müssen sich nicht ausschließen.* Berlin. Abgerufen am 22.10.2016 von http://www.bundesaerztekammer.de/ueber-uns/landesaerztekammern/aktuelle-pressemitteilungen/news-detail/patientenverfuegung-und-organspendeerklaerung-muessen-sich-nicht-ausschliessen/

Bundesministerium für Gesundheit (BMG). (2016a). Organspende: Rechtliche Grundlagen. Abgerufen am 22.10.2016 von http://www.bmg.bund.de/themen/praevention/organspende/rechtliche-grundlagen.html

Bundesministerium für Gesundheit (BMG). (2016b). Organspende: Transplantationsgesetz. Informationen zur Regelung der Organspende, der Vermittlungsentscheidung für Organe und Transplantation sowie zur Kontrolle und Überwachung. Abgerufen am 30.10.2016 von http://www.bmg.bund.de/themen/ praevention/organspende/regelung-der-organspende.html

Bundesministerium für Justiz und für Verbraucherschutz (BMJV). (o. J.). Gesetz über die Spende, Entnahme und Übertragung von Organen und Geweben: Transplantationsgesetz (TPG). Abgerufen am 31.10.2016 von https://www.gesetze-im-internet.de/bundesrecht/tpg/gesamt.pdf

Bundeszentrale für gesundheitliche Aufklärung (BZgA). (o. J.). Der unumkehrbare Hirnfunktionsausfall (Hirntod) als Voraussetzung zur Organentnahme. Abgerufen am 04.11.2016 von https://www.organspende-info.de/organ-und-gewebespende/ verlauf/hirntod

Deutsche Stiftung Organtransplantation (DSO). (2015). Jahresbericht 2015. Abgerufen am 20.10.2016 http://www.dso.de/servicecenter/downloads/jahresberichte-und-grafiken.html

Deutsches Referenzzentrum für Ethik in den Biowissenschaften (DRZE). (2016). Im Blickpunkt - Patientenverfügungen: Ethische Debatte. Abgerufen am 22.10.2016 von http://www.drze.de/im-blickpunkt/patientenverfuegungen/ethische-debatte

Duttge, G., & Neitzke, G. (2015). Zum Spannungsfeld zwischen Intensivtherapie und Organtransplantaion. *DIVI.* (6 (4)), 144–149. doi:10.3238/DIVI.2015.0144-0149

Hedenigg, S., & Henze, G. (2013). *Ethik im Gesundheitssystem: Steuerungsmechanismus für die Medizin der Zukunft* (1. Aufl.). s.l.: Kohlhammer Verlag.

Hick, C., & Gommel, M. (Hrsg.). (2007). *Springer-Lehrbuch. Klinische Ethik: [mit Fällen].* Berlin, Heidelberg: Springer Medizin Verlag Heidelberg.

May, A. T., Kreß, H., Verrel, T., & Wagner, T. (Hrsg.). (2016). *Patientenverfügungen: Handbuch für Berater, Ärzte und Betreuer* (1. Auflage). Berlin: Springer.

Nassehi, A., Saake, I., & Siri, J. (Hrsg.). (2015). *Studien zu einer Gesellschaft der Gegenwarten: Vol. 1. Ethik - Normen - Werte.* Wiesbaden: Springer VS.

Statista. (2014). Durchschnittliche Anzahl postmortaler Organspender in ausgewählten Ländern im Jahr 2014. Abgerufen am 20.10.2016 von de.statista.com/statistik/daten/studie/226978/umfrage/anzahl-postmortaler-organspender-in-ausgewaehlten-laendern/

Verrel, T., Simon, A., & Rose, C. (Hrsg.). (2010). *Ethik in den Biowissenschaften: Vol. 11. Patientenverfügungen: Rechtliche und ethische Aspekte* (Orig.-Ausg). Freiburg im Breisgau: Alber.

Wiesing, U., & Ach, J. S. (Hrsg.). (2012). *Reclams Universal-Bibliothek: Vol. 18963. Ethik in der Medizin: Ein Studienbuch* (4., erw. und vollst. durchges. Aufl.). Stuttgart: Reclam.

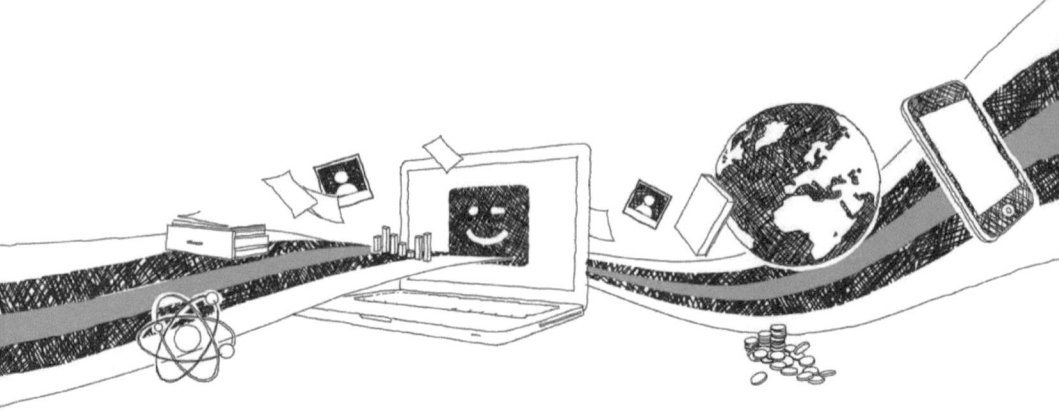
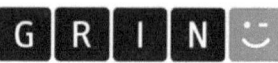